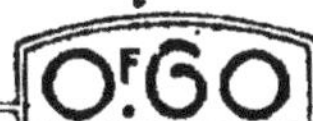

0fr 60

CONSULTATIONS MÉDICALES FRANÇAISES

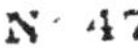

N° 47

LA CURE DE RECALCIFICATION

Sa technique - Ses indications - Ses résultats

Par le Dr ÉMILE SERGENT

MEMBRE DE L'ACADÉMIE DE MÉDECINE

MÉDECIN DE L'HÔPITAL DE LA CHARITÉ

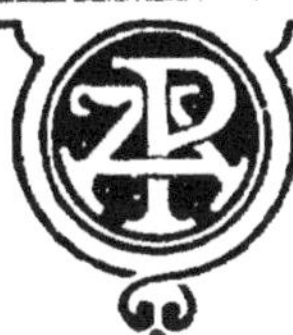

• PARIS •

A. POINAT - EDITEUR

21 · RUE · CASSETTE · VIe

A. POINAT, Éditeur, 21, rue Cassette, PARIS (VIe).

Consultations Médicales FRANÇAISES

Chaque fascicule est vendu séparément (envoi franco) . . **0 fr. 60**

1. **Les néphrites chroniques**, par le Dr Castaigne, prof. agrégé à la Faculté de médecine de Paris, médecin des hôpitaux (2e édition).
2. **Lithiase biliaire non compliquée**, par le Dr Gilbert, professeur de clinique médicale à la Faculté de médecine de Paris (2e édition).
3. **Les sténoses du pylore d'origine ulcéreuse, leur traitement par les moyens médicaux et par la gastro-entérostomie**, par MM. J. Castaigne, professeur agrégé à la Faculté de médecine de Paris, médecin des hôpitaux, et Ch. Dujarier, chirurgien des hôpitaux de Paris (2e édition).
4. **Les gastropathies nerveuses**, par le Dr Grasset, professeur de clinique médicale à l'Université de Montpellier (2e édition).
5. **L'obésité**, par le Dr Lereboullet, médecin des hôpitaux de Paris (2e édition).
6. **Les cirrhoses de Laënnec avec ascite et leur traitement médico-chirurgical**, par le Dr J. Castaigne, professeur agrégé à la Faculté de médecine de Paris (2e édition).
7. **La gastro-entérite des nourrissons**, par le Dr Moussous, professeur de Clinique médicale infantile à l'Université de Bordeaux (2e édition).
8. **La tiquose**, par le Dr René Cruchet, professeur agrégé à l'Université de Bordeaux, médecin des hôpitaux (2e édition).
9. **L'épilepsie commune** (*épilepsie dite essentielle*), par le Dr Lucien Mayet, chargé de cours à l'Université de Lyon (2e édition).
10. **Traitement du diabète sucré**, par le Dr Rathery, professeur agrégé à la Faculté de médecine de Paris (2e édition).
11. **Traitement du tabes**, par le Dr Paul Sainton, ancien chef de clinique à la Faculté de médecine de Paris.
12. **L'avortement**, par le Dr Rudaux, accoucheur des hôp. de Paris (2e édition).
13. **Traitement de l'urétrite chronique**, par le Dr Émile Jeanbrau, professeur agrégé à la Faculté de Montpellier.
14. . . . . *Épuisé.*
15. **Traitement des anémies**, par le Dr Maurice Perrin, professeur agrégé à la Faculté de médecine de Nancy.
16. . . . . *Épuisé.*
17. . . . . *Épuisé.*
18. **Les adénites tuberculeuses et leur traitement**, par le Dr Soubeyran, professeur agrégé à la Faculté de médecine de Montpellier.
19. . . . . *Épuisé.*
20. **Traitement de la tuberculose pulmonaire par la tuberculine**, par le Dr F.-X. Gouraud, ancien chef de laboratoire à la Faculté de médecine de Paris.
21. **Traitement de l'angine diphtérique**, par le Dr L.-G. Simon, chef de laboratoire à l'hôpital Bretonneau.

CONSULTATIONS MÉDICALES FRANÇAISES

FASCICULE XLVII

LA CURE DE RECALCIFICATION

SA TECHNIQUE — SES INDICATIONS — SES RÉSULTATS

Par le Dr Émile Sergent,

Membre de l'Académie de médecine,

Médecin de l'hôpital de la Charité.

L'idée de traiter certaines maladies, et particulièrement la tuberculose, le lymphatisme et le rachitisme, par les sels de chaux est loin d'être nouvelle : la poudre d'os, le phosphate de chaux ont été dès longtemps employés et plus d'un ancien auteur en vante les bienfaits. Aussi bien, n'est-ce point simplement à administrer des sels de chaux que consiste la cure de recalcification, telle qu'elle est pratiquée aujourd'hui depuis les intéressantes recherches des expérimentateurs et des médecins contemporains, et notamment de Galippe et de Paul Ferrier. Comme l'a fort judicieusement fait remarquer ce dernier, « il ne s'agit pas seulement de prendre de la chaux, il faut la garder » ; et son mérite a été précisément de rechercher et de préciser les conditions qui président, d'une part, à la fixation des sels de chaux dans l'organisme et, d'autre part, à leur disparition. Le traitement que Ferrier opposa tout d'abord à la tuberculose, en conclusion des idées théoriques qui l'avaient conduit à considérer cette maladie comme la conséquence de la décalcification de l'organisme, a été étendu depuis à toutes les maladies décalcifiantes : la cure de recalcification actuelle est ce qu'on dénommait, durant ces dernières années, le traitement de Ferrier. Il est juste de ne point l'oublier.

I. — TERRAIN TUBERCULEUX DÉMINÉRALISATION ET DÉCALCIFICATION

Tout en me gardant d'approfondir ici les détails théoriques, il me paraît indispensable de rappeler en quelques mots les origines de cette méthode thérapeutique. J'y incline d'autant plus volontiers que les recherches de Ferrier ont largement contribué à réveiller une idée qui m'est chère, ainsi qu'à beaucoup d'autres, à savoir que, depuis de trop nombreuses années, la notion de l'*importance du terrain* [1] en phtisiologie paraissait complètement oubliée. Les chercheurs fixaient uniquement leur attention sur le bacille et ses toxines, étudiaient ses méfaits et s'évertuaient en vain à trouver les moyens de rendre efficaces et pratiques la tuberculinothérapie et la sérothérapie antituberculeuse. Sans nier le moins du monde l'intérêt ni même l'utilité de ces recherches, dont les travaux de Jousset permettent d'entrevoir

1. Voir : Émile SERGENT. Ce qu'il faut entendre par prétuberculose. *Journal médical français*, 15 août 1913. — Le rôle du terrain dans la tuberculose. *Bulletin médical*, 25 mars 1914. — Les éléments du pronostic dans la tuberculose pulmonaire. *Journal de méd. et de chirurg. pratiques*, 25 juillet 1914. — Conception étiologique et pathogénique du polymorphisme anatomo-clinique de la tuberculose humaine. *Bulletin médical*, 15 octobre 1919. — Evolution clinique générale de la tuberculose. *Traité de pathologie médicale et de thérapeutique appliquée* (sous presse). Maloine, éditeur.

l'efficacité, je ne puis m'empêcher de regretter qu'elles aient, seules, paru dignes d'être lues et parfois admirées, alors qu'un sourire sceptique, dissimulant un dédain quelque peu méprisant, accueillait le plus souvent les travaux de ceux qui croient encore que le terrain compte pour quelque chose en matière de tuberculisation et qu'on ne fait pas plus germer des bacilles de Koch sur un organisme non préparé que du blé sur un roc. Mais, voici que, depuis peu de temps, la réaction s'annonce et que se dessine l'orientation nouvelle qui nous ramène aux idées abandonnées et rend aux conceptions humorales leur valeur pathogénique, grosse de conséquences thérapeutiques bienfaisantes. Voici qu'apparaissent les tentatives encouragées par les recherches des chimistes, grâce auxquelles les causes premières de la tuberculisation devront être recherchées dans les défaillances organiques, dont les travaux de Justin Roux[1], en particulier, ont tout récemment précisé le mécanisme. Entre ces doctrines nouvelles et la théorie de Ferrier les liens les plus étroits se retrouvent; loin d'être incompatibles, elles se complètent et nous verrons que le calcium est indispensable au fonctionnement normal des ferments digestifs, dont il active la sécrétion et le pouvoir.

La théorie de Ferrier consiste essentiellement à limiter au processus de décalcification l'idée de déminéralisation générale placée par le professeur Albert Robin à l'origine de la tuberculisation. Si la décalcification fait partie de la déminéralisation, elle

1. Justin Roux. La tuberculose caséeuse et ulcéreuse considérée comme déterminée par une défaillance enzymatique, protéolytique et lipolytique des glandes digestives. *Progrès médical*, 11 décembre 1911, 13 janvier 1912, 2 mars 1912. — *Introduction au problème thérapeutique de la tuberculose humaine*. Vigot frères, 1919.

s'en distingue cependant très nettement : la preuve en est que la doctrine de la déminéralisation a conduit à l'emploi thérapeutique de l'acide phosphorique et des phosphates acides, qui sont de puissants agents de décalcification.

La théorie de Ferrier a eu pour point de départ trois ordres de constatations : 1° une donnée classique, la fréquence, dans les poumons de sujets âgés, de *tubercules crétacés*, attestant la guérison de lésions tuberculeuses plus ou moins anciennes (voir p. 26) ; 2° la coïncidence, souvent observée par lui, de *poussées aiguës pulmonaires* avec des *poussées de carie dentaire*, chez des tuberculeux, et, inversement, de l'arrêt du processus de carie dentaire avec l'amélioration de la poussée pulmonaire ; 3° la coïncidence de ces poussées dentaires et pulmonaires avec des crises de *phosphaturie abondante*. En même temps, il put reconnaître que, chez ces sujets à carie molle et à phosphaturie, le *poids spécifique* s'abaissait, au point parfois qu'ils « nageaient entre deux eaux » quand ils se baignaient, alors qu'ils pouvaient se maintenir sans effort au fond de la baignoire quand s'arrêtaient les pertes de chaux.

Ainsi la tuberculisation apparaissait comme une conséquence des spoliations calcaires de l'organisme, et, pour prévenir et combattre cette décalcification, il devenait logique tout d'abord d'enrayer les fuites de chaux et ensuite de les compenser par l'introduction dans l'organisme de sels de chaux susceptibles de s'y fixer et de le recalcifier.

Cette hypothèse ingénieuse est corroborée par certaines *données géologiques* qui montrent l'importance de la nature du sol et de la qualité des eaux dans le processus de décalcification générale et de carie dentaire. Ferrier a pu s'assurer, en comparant les tables de mortalité par tuberculose, que *la tuberculose est beaucoup plus fréquente dans les zones à sol granitique et à eaux peu calcaires*. A cet égard, il faut distinguer les eaux bicarbonatées calciques, qui sont calcifiantes, des eaux sulfatées calciques qui, au contraire, sont décalcifiantes. Les stations qui passent pour favorables aux tuberculeux (Cannes, Menton, Grasse, Alger, Leysin, Berck...) sont situées en terrain calcaire ou alimentées par des eaux riches en bicarbonate de chaux.

A côté de ces données géologiques, on peut citer une constatation curieuse due à Rénon : dans une petite localité de l'Yonne, la tuberculose, qui était très fréquente, devint fort rare à partir du jour où se construisirent des fours à chaux.

La clinique fournit, de son côté, de précieux arguments à l'hypothèse de Ferrier, en établissant le rôle du *régime alimentaire* et de *certains états physiologiques* (tels que la grossesse) ou *pathologiques* (tels que les entérites, l'hyperacidité gastrique, les altérations du foie et des glandes vasculaires sanguines) dans le processus de décalcification et de tuberculisation. La thérapeutique concourt au même résultat en établissant, ainsi que je l'ai montré déjà, la valeur de la cure de recalcification[1].

Chemin faisant, en étudiant les diverses conditions dans lesquelles la cure de recalcification trouve son indication, je préciserai, pour chacune, le mécanisme du processus de décalcification et je chercherai à en tirer des règles particulières pour l'application du traitement.

1. Emile SERGENT. La valeur thérapeutique de la recalcification (méthode de Ferrier), dans la tuberculose pulmonaire, jugée par six années de pratique. *Presse médicale*, 19 novembre 1910.

II. — TECHNIQUE GÉNÉRALE DE LA CURE DE RECALCIFICATION

La cure de recalcification est basée sur deux conditions connexes, d'égale importance :

tout d'abord, elle doit s'opposer à toutes les causes de spoliations calcaires ;

ensuite, elle tend à réparer les pertes de chaux déjà subies, en introduisant dans l'organisme des sels de chaux susceptibles de s'y fixer.

Les moyens par lesquels ces deux conditions peuvent être remplies se confondent, pour une bonne part, et sont indépendants, pour une autre. C'est ainsi que, en réglant rigoureusement le régime et l'hygiène alimentaires, dont les fautes sont si souvent des causes de décalcification, on enraye celle-ci en même temps que, par le choix de tels ou tels aliments, on introduit une ration de chaux supplémentaire. Mais, étudions successivement, avec quelques détails, les deux conditions de la cure de recalcification.

1° S'opposer a toutes les causes de spoliations calcaires. — Un des grands avantages, dans la tuberculose tout au moins, du traitement de Ferrier, c'est qu'il est compatible avec une existence à peu près normale et n'impose pas l'obligation d'un repos absolu, d'un éloignement prolongé. Sans doute, ses résultats sont d'autant plus rapides et satisfaisants que le malade peut se reposer davantage et s'aérer mieux. Mais, dans la majorité des cas, il suffit de lui interdire le surmenage physique et intellectuel, l'excès de travail et de fatigue, puissants facteurs de déminéralisation et de phosphaturie.

La principale préoccupation dans la direction de

la cure doit être d'assurer le bon fonctionnement du tube digestif. Pour ce faire, il est de toute importance de régler tout d'abord minutieusement l'hygiène et le régime alimentaires et de commencer par redresser les erreurs d'alimentation qui sont commises si fréquemment et comme inconsciemment.

Il n'est pas douteux que le *primum movens* du processus de décalcification c'est l'acidité des humeurs et que celle-ci a sa source dans le tube digestif et particulièrement dans l'estomac. L'*hyperchlorhydrie*, la production de *fermentations acides* sont les principaux facteurs de décalcification. C'est donc à les éviter ou à les faire disparaître qu'on devra s'attacher. Or, ainsi que A. Mathieu l'a montré, les fermentations acides sont d'autant plus accentuées que le séjour des aliments dans l'estomac est plus prolongé. C'est pourquoi on devra proscrire les graisses, qui sont d'une digestion lente et difficile et exposent particulièrement à la production d'acides gras ; de même, on interdira l'alcool, qui paralyse la musculature gastrique, et l'excès de pain blanc, qui contient beaucoup de levure de bière et provoque d'abondantes fermentations acides ; on s'opposera à toute tentative de suralimentation, procédé de choix, si j'ose dire, pour conduire un phtisique au trépas ; enfin, on exigera la régularité parfaite des heures de repas et on laissera entre eux des intervalles suffisants pour assurer la vacuité et le repos de l'estomac.

Chez les dyspeptiques habituels, tourmentés par des malaises digestifs dus aux fermentations gastro-intestinales, il est d'usage courant, depuis quelques années, de prescrire les *ferments lactiques*. Or les ferments lactiques, s'ils sont souvent utiles, sont quelquefois dangereux, par cette raison même qu'ils favorisent l'hyperacidité gastro-intestinale et, par conséquent, les spoliations calcaires. Il m'est arrivé, ainsi qu'à bien d'autres médecins, de voir des *entérites prétuberculeuses*[1], soignées pendant des mois par les ferments lactiques, se terminer par de formidables poussées de tuberculose pulmonaire.

En somme, la condition essentielle pour s'opposer aux spoliations calcaires c'est de *combattre les fermentations gastro-intestinales*, et de se souvenir qu'elles sont surtout provoquées par la *suralimentation*, par l'*irrégularité des heures de repas* et l'*insuffisance des intervalles qui les séparent*, et par la *nature de certains aliments ou médicaments*[2].

Voici, d'ailleurs, comment j'ai coutume de régler *le régime alimentaire*[3] :

a) *Menus.* S'alimenter avec des potages épais, du lait, des laitages, des œufs, des rognons, ris de veau, poissons bouillis, viandes grillées ou rôties sans sauce, légumes en purée (de préférence pommes de terre,

1. Émile SERGENT. Appendicite chronique et tuberculose. Les entérocolites prétuberculeuses. *Soc. méd. des hôp.*, 3 février 1911. — Tuberculose pulmonaire et appendicite chronique. *Journal de médecine et de chirurgie pratiques*, 12 mars 1912.

2. Les médicaments acides (ferments lactiques, etc...), les corps gras (huile de foie de morue...) seront systématiquement et rigoureusement proscrits, de même que certains agents médicamenteux, susceptibles d'irriter l'estomac et de troubler les fonctions digestives, tels l'iode, les iodures et les balsamiques. Cependant, de très petites doses de créosote (0,15 à 0,20 gr. au milieu des trois repas) seront très bien supportées, et même, si elles sont indiquées par l'abondance des sécrétions bronchiques et doivent être continuées un certain temps, elles pourront exercer une action favorable sur l'appétit ; elles ont été longtemps considérées, il faut se le rappeler, comme *stomachiques* ; il conviendra, cependant, de les prescrire toujours avec des intermittences, par séries de dix jours consécutifs, par exemple, séparés par des repos de dix jours.

3. Voir : Émile SERGENT. Le régime des tuberculeux. *Journal de médecine et de chirurgie pratiques*, 10 juin 1919.

carottes, pois cassés, haricots...) pâtes, riz, entremets, fruits cuits, confitures, bananes.

Supprimer les aliments gras [graisse, fritures, beurre en excès (le faire fondre à l'anglaise), le bouillon non dégraissé] — les aliments acides (salades, vinaigres, cornichons, oseille, oranges, citrons) — les aliments fermentés (gibier, fromages faits).

Ne manger le pain que grillé ou très cuit, et, de préférence, du pain complet, fait avec de la farine non blutée. Ainsi que Galippe s'est attaché à le rappeler, le pain de luxe actuel a été obtenu par l'élimination, d'abord du son, c'est-à-dire de l'enveloppe extérieure du grain, et, ensuite, du germe, c'est-à-dire de la couche corticale du grain ; ce qui revient à dire qu'il ne contient plus guère que de l'amidon et est privé de sels et, particulièrement, des phosphates qui en faisaient un aliment de premier ordre.

Supprimer le vin, la bière, le cidre, toutes les boissons alcooliques. Boire de l'eau de Pougues (Saint-Léger) ou de Saint-Galmier ; avoir soin de déboucher d'avance la bouteille pour laisser dégager l'acide carbonique libre. Ne pas en boire plus d'un verre et demi au maximum pendant le repas ; mais en boire un grand verre trois quarts d'heure environ avant chaque repas. De cette façon, on évite de retarder la digestion des aliments solides par un excès de liquide introduit en même temps qu'eux dans l'estomac et, cependant, on conserve la quantité de liquide nécessaire à l'organisme ; on peut même ajouter que le verre d'eau ingéré avant le repas opère avantageusement une sorte de lavage de l'estomac et en assure la vacuité avant le début du repas qui va suivre. Pour des raisons analogues, le lait sera interdit pendant le cours des repas.

b) *Heures des repas*. Petit déjeuner entre sept et

huit heures (un potage au lait, deux œufs, 50 gr. de pain).

Déjeuner à midi ou midi 1/2.

Dîner à 7 heures ou 7 heures 1/2.

Manger suffisamment, en évitant la suralimentation. Manger lentement en mastiquant complètement (nécessité d'une bonne dentition).

Après chaque repas, rester allongé ou assis pendant une bonne demi-heure.

Ne jamais rien prendre, sauf un verre d'eau bicarbonatée calcique (Pougues, Saint-Galmier) ou, à la rigueur, de lait, entre les repas, qui devront être pris à des heures très régulières.

2° Suppléer aux spoliations calcaires par l'introduction de sels de chaux susceptibles d'être fixés par les tissus. — La grosse difficulté pour assurer la recalcification, ce fut de trouver des sels de chaux assimilables et susceptibles de se fixer dans les tissus. Il peut paraître paradoxal de donner la préférence aux sels de chaux insolubles, comme l'a fait Ferrier en choisissant le carbonate de chaux et le phosphate tricalcique. Sans entrer dans une discussion de pure chimie, qui n'a pas sa place dans cette consultation, je ne puis cependant passer complètement sous silence les objections qui ont été faites sur ce point. Or, si l'on donne des sels solubles, ils sont éliminés à peu près intégralement et ne font que traverser l'organisme sans rien lui laisser ; si Ferrier est arrivé à conclure qu'il fallait choisir les sels insolubles, c'est parce qu'il a constaté qu'eux seuls lui donnaient les résultats qu'il attendait et que, notamment, l'administration du carbonate de chaux ne tardait pas à enrayer la phosphaturie. Quoi qu'il en soit, j'ai adopté, dès le début, les sels insolubles préconisés par Ferrier et j'ai pu constater, comme lui, qu'ils réussissaient là où les sels solubles restaient sans effet.

Le procédé consiste à administrer la chaux concurremment sous forme d'eau de Pougues ou de Saint-Galmier et sous forme d'une poudre composée, pour laquelle j'ai adopté la formule suivante :

Carbonate de chaux.	0 gr. 30
Phosphate tricalcique...	0 gr. 50
Chlorure de sodium.	0 gr. 15
Magnésie calcinée	0 à 0 gr. 10.

Pour un cachet — (dose d'adulte) — en prendre un au milieu de chaque repas (trois par jour).

Dans cette formule, la magnésie calcinée doit être supprimée si le sujet est enclin à la diarrhée. On pourra la remplacer par le *fluorure de calcium*, à la dose de 0,01 gr. par cachet. Lorsqu'on voudra compléter la recalcification par la reminéralisation générale on pourra ajouter à la formule *du bioxyde de manganèse, du fer*...

Dans certains cas, au cours des poussées évolutives de tuberculose, par exemple, on se trouvera bien d'ajouter à cette poudre une solution de *chlorure de calcium*, telle que le malade en prenne 1 gr. 50 à 2 grammes par jour ; cette pratique conviendra dans les formes qui s'accompagnent d'une fonte rapide ou de tendance aux hémoptysies.

Telles sont les bases essentielles du traitement de recalcification. Parfois, cependant, il peut être nécessaire de compléter ce programme général par certaines prescriptions particulières dictées par les circonstances et capables de favoriser la reminéralisation : à cet égard, les *injections de cacodylate de soude* pourront rendre de très précieux services.

Mais, c'est surtout dans l'emploi des agents médicamenteux susceptibles de favoriser la fixation de la chaux dans les tissus qu'on trouvera les meilleurs adjuvants de la cure recalcifiante.

Parmi ces adjuvants, le plus puissant est incontestablement l'*adrénaline*, ainsi que je me suis attaché à le démontrer [1]. Elle a été employée, avec un succès plus ou moins variable et discutable, dans les diverses *ostéopathies*, et, notamment, dans le *rachitisme* (Stolzner). Dans l'*ostéomalacie*, elle a donné à Bossi, puis à L. Bernard, des résultats remarquables, qui ont été attribués par Gley à l'influence qu'elle exercerait sur le processus de recalcification, hypothèse que semblent bien confirmer les expériences de Carnot et Slavu, qui ont vu les *fractures expérimentales* des animaux soumis à l'adrénaline se consolider plus rapidement que celles des témoins, grâce à une réaction médullaire et à une fixation des sels de chaux beaucoup plus intenses. Au cours de la guerre, elle a donné de très bons résultats aux chirurgiens qui l'ont employée dans les cas si nombreux d'*ostéoporose* et de *décalcification osseuse* observés chez les blessés des membres et dont l'examen radiologique a démontré l'incontestable importance [2]. On peut se demander si le traumatisme et l'infection ne permettent pas de faire intervenir dans une certaine mesure l'insuffisance surrénale dans la pathogénie très discutée de cette ostéoporose si spéciale ; on

1. Émile Sergent. L'adrénaline dans le traitement de la tuberculose. *Paris médical*, février 1912. — L'insuffisance surrénale chez les tuberculeux. *Gazette des hôpitaux*, 11 juillet 1912. — L'opothérapie surrénale dans la tuberculose. *Journal de méd. et de chir. pratiques*, 25 juillet 1913.

2. Delorme. De la décalcification consécutive aux traumatismes de guerre. *Archives de méd. et de pharm. milit.*, t. LXVI, n° 1, août 1916.

sait que l'on a invoqué soit les lésions traumatiques locales, soit les désordres vasculaires qui compromettent l'apport nutritif nécessaire au squelette, soit les lésions nerveuses périphériques (Sicard, etc...) qui altèrent la trophicité ; tout récemment, Bérard, Lumière et Dunet [1], à propos d'un cas de fracture du col de fémur survenue à la suite de lésions des parties molles ayant entraîné une névrite périphérique d'origine tétanique, ont insisté sur l'importance du facteur infectieux. Les bons effets de la cure de recalcification complète, avec adrénaline, chez ces blessés, semblent bien apporter un argument en faveur de cette interprétation. On sait, d'autre part, le rôle important que les travaux récents font jouer, dans la production de l'athérome, à l'adrénaline (Josué, Loeper et Boveri).

C'est en m'appuyant sur les plus anciennes de ces considérations que j'ai songé, il y a près de dix ans, à *compléter le traitement de recalcification de Ferrier par l'administration de l'adrénaline (traitement surréno-calcique)*. J'ai appliqué cette méthode tout d'abord dans la tuberculose et dans les cas les plus variés (tuberculose pulmonaire, tuberculose osseuse, tuberculose des séreuses, tuberculose ganglionnaire) ; puis, je l'ai appliquée, en dehors de la tuberculose, à tous les états physiologiques ou morbides dans lesquels il est indiqué de combattre, par une recalcification intensive, les effets d'une décalcification parfois profonde et continue, tels la grossesse, la croissance exagérée, le surmenage nerveux. Dans tous ces cas, j'ai observé, d'une façon à peu près constante, que les signes de spoliations calcaires s'atténuaient et que

1. Bérard, Lumière et Dunet. L'ostéoporose consécutive aux plaies de guerre sans lésions osseuses traumatiques. *Bulletin médical*, 5 janvier 1918.

les indices de recalcification se manifestaient beaucoup plus rapidement qu'avec le traitement simple, non adrénaliné, de Ferrier [1] ; les résultats sont surtout évidents dans la grossesse, la croissance, les tuberculoses péritonéales et osseuses de l'enfance. Chez l'enfant, les hémoptysies sont rares ; aussi n'a-t-on pas à redouter les crachements de sang qui surviennent quelquefois chez le phtisique adulte, du fait de l'élévation de tension produite par l'adrénaline.

Or, pour que le traitement donne des résultats favorables, il faut qu'il puisse être suivi assez longtemps, sans grandes interruptions ; c'est pourquoi les succès les plus évidents seront obtenus chez les sujets jeunes, âgés de moins de quinze à dix-huit ans. Sous ces réserves, et à la condition de surveiller quotidiennement la tension artérielle, l'adrénaline représente, à mon avis, un puissant facteur de la cure de recalcification. J'ajoute que, chez les tuberculeux, elle est d'autant plus indiquée que la fonction surrénale est souvent en déficit : je reviendrai plus loin sur cette considération (voir p. 19).

L'adrénaline sera prescrite à la dose de un à deux milligrammes (vingt à quarante gouttes de la solution au millième de chlorhydrate d'adrénaline) par jour (dose d'adulte), qui seront pris par fractions de cinq gouttes toutes les six heures ou toutes les

1. La mobilisation a suspendu des recherches de contrôle, que je poursuivais dans mon service en 1914 et dont voici le résumé. En mesurant la calciurie par la phosphaturie, on constate que la phosphaturie des tuberculeux augmente lorsqu'ils sont soumis au traitement simple de recalcification, tandis qu'elle diminue lorsqu'on leur donne simplement de l'adrénaline, et qu'elle demeure plus basse même si à l'adrénaline on ajoute la poudre recalcifiante. Ces constatations nous les avons faites sur plusieurs dizaines de tuberculeux et nous avons pu en conclure que l'adrénaline agissait comme un fixateur puissant de la chaux.

trois heures, par séries de dix jours consécutifs séparées par des périodes de repos de cinq à dix jours. Avec ces précautions on pourra en continuer l'emploi pendant fort longtemps, pendant les semaines et même des mois — comme dans l'ostéomalacie — sans observer le moindre accident sérieux ni sans craindre l'apparition, toute théorique, de l'athérome, du moins chez les sujets qui ne sont pas avancés en âge. L'adrénaline peut et doit être prescrite à des doses beaucoup plus élevées que celles que la plupart des médecins ont coutume de donner[1].

III. — INDICATIONS ET RÉSULTATS DE LA CURE DE RECALCIFICATION

La cure de recalcification trouve son indication dans tous les états qui s'accompagnent de décalcification et les résultats de cette cure sont d'autant plus favorables que les effets secondaires de la décalcification sont moins nombreux et moins accentués. On conçoit aisément, par exemple, que la décalcification consécutive à une croissance exagérée sera plus facilement combattue si elle n'a pas encore ouvert la porte à la tuberculisation.

Au point de vue des indications thérapeutiques, on peut ranger sous quatre catégories principales les causes de décalcification, suivant qu'elles relèvent de *recettes insuffisantes de chaux*, *de dépenses physiologiques exagérées de chaux*, *d'absence pathologique de fixation de la chaux*, *d'éliminations pathologiques de la chaux*.

1. Émile SERGENT. Posologie et mode d'administration de l'adrénaline. *Journal de méd. et de chirg. pratiques*, 10 octobre 1917.

Etudions ces quatre catégories.

1° Décalcification par recettes insuffisantes de chaux. — Dans cette classe prennent place les causes de décalcification qui tiennent à un régime alimentaire défectueux, insuffisamment riche en sels de chaux. J'ai déjà montré l'importance de cette donnée et j'ai insisté sur le choix des aliments et particulièrement du pain et de l'eau de boisson ; je n'y reviendrai pas. Le remède est simple ; il consiste à redresser l'erreur alimentaire en instituant un régime convenable et en combattant les effets décalcifiants du régime suivi jusque-là, par l'adjonction des poudres recalcifiantes. L'effet favorable ne se fait pas attendre longtemps.

2° Décalcification par dépenses physiologiques exagérées de chaux. — Ici, deux grandes séries de causes : la *dentition et la croissance*, la *grossesse et la lactation*.

Les travaux de Galippe et de Ferrier ont bien mis en lumière l'importance de la chaux dans le développement et la conservation des dents. La *dentition*, corrélative, d'ailleurs, de la *croissance*, marque, dans ses étapes successives, autant de périodes au cours desquelles, pour édifier son squelette osseux, l'organisme fait de larges dépenses en sels de chaux. Aussi importe-t-il qu'en ces périodes l'alimentation apporte avec elle une ration supplémentaire de chaux, faute de quoi la carie dentaire, la scoliose, les déformations osseuses, parfois même le rachitisme, pourront faire leur apparition. On sait combien il est fréquent, chez les sujets prédisposés, de voir la tuberculisation s'installer à l'occasion d'une poussée brutale de croissance et s'annoncer par une carie dentaire en masse. C'est pourquoi, dans le jeune âge, la dentition, et, dans l'adolescence, la grande croissance, fournissent des indications impérieuses de la cure de recalcification, qu'on se trouvera toujours bien de compléter par l'administration de l'adrénaline.

La *grossesse*[1] est, pour l'organisme maternel, l'occasion d'un surcroît de dépenses en sels minéraux et particulièrement en sels de chaux. Tout le monde connaît le dicton populaire : « Chaque enfant coûte une dent à sa mère ». Il est incontestable que, pendant toute la durée de la grossesse, la chaux est largement utilisée pour l'édification du squelette de l'enfant ; cette chaux est empruntée à l'organisme maternel ; il est même fort intéressant de constater que les éliminations calciques sont réduites à leur minimum ; au contraire, presque aussitôt après l'accouchement, elles peuvent devenir fort élevées ; c'est ainsi, d'ailleurs, qu'on a pu expliquer pourquoi, chez les tuberculeuses qui deviennent enceintes, il n'est pas rare de voir la tuberculose subir une sorte de temps d'arrêt pendant toute la durée de la grossesse, alors que, au contraire, elle reprend sa marche, et même en brûle les étapes, dès les premiers moments qui suivent la délivrance ; il y a là un précieux argument que Ferrier ne manqua pas de faire valoir à l'appui de sa théorie de la tuberculisation par décalcification. On connaît, d'autre part, l'importance du rôle des grossesses répétées dans la pathogénie de l'ostéomalacie. Je dirai, dans un instant, la part qu'il faut, à mon avis, accorder aussi dans ce processus à l'insuffisance surrénale et, par-

1. Émile Sergent. Tuberculose et grossesse. *Presse médicale*, 5 juillet 1913.

tant, à la diminution de l'adrénaline, ce puissant agent de la fixation des sels de chaux.

Quoi qu'il en soit de ces considérations relatives à la pathogénie de la tuberculisation des femmes enceintes, il n'en reste pas moins que la grossesse implique la nécessité de la cure de recalcification et que l'adrénaline y est doublement indiquée.

Quant à la *lactation*, son rôle décalcifiant est moins constant ; toutefois, il n'est pas rare, si l'allaitement est trop longtemps prolongé, d'en observer les effets ; au surplus, il y a intérêt, durant l'allaitement, à administrer à la nourrice des sels de chaux qui, s'éliminant en partie par le lait, favorisent la calcification du squelette du nourrisson.

3° Décalcification par absence pathologique de fixation de la chaux. — Les études récentes sur le métabolisme du calcium et l'élaboration des sels de chaux ont pu préciser, dans une certaine mesure, le taux des éliminations quotidiennes et reconnaître que, réduites à 0,25 à 0,32 par les urines, elles s'opéraient surtout par les matières fécales ; d'où il découle que la majeure partie de la chaux alimentaire n'est pas absorbée ; elles ont, d'autre part, fixé à peu près le chiffre des apports d'entretien et se sont attachées surtout à pénétrer le mécanisme intime de ces élaborations, en établissant le rôle qui revient à certains organes et particulièrement au foie et aux glandes vasculaires sanguines.

Pour Daniel Brunet et C. Rolland, *le foie* exercerait vis-à-vis des sels de chaux, par l'intermédiaire de sa fonction glycogénique, une élaboration grâce à laquelle les sels de chaux deviendraient aptes à se fixer dans les tissus. Que si la glande hépatique devient insuffisante, non seulement les sels de chaux cessent d'être fixés, mais, même, ils sont éliminés en abondance ; cette spoliation calcaire provient de la formation d'acide urique en excès et de la neutralisation de cet acide aux dépens des sels minéraux et particulièrement des sels de chaux. — On sait les conclusions pratiques qu'on a voulu tirer de ces données et l'importance que certains médecins accordent à l'opothérapie hépatique dans le traitement de la tuberculose. Elle ne m'a pas paru influencer d'une façon appréciable la cure de recalcification.

J'en dirai autant de l'opothérapie thymique, qui découle d'expériences qui montrèrent à Karl Basch que l'extirpation du *thymus* était suivie, entre autres effets, de déformations du squelette dues à la raréfaction du tissu osseux.

Le rôle des *glandes thyroïdes* dans la régulation du processus de calcification paraît plus démontré. Tout le monde connaît les faits qui ont été rapportés dans ces dernières années par Lancereaux, P. Claisse, L. Lévi, P. Ménard et moi-même et qui autorisent à penser que l'insuffisance thyroïdienne est à l'origine de bon nombre de cas de rhumatisme chronique, caractérisés par l'ostéoporose avec dépôt de sels de chaux dans le voisinage des insertions tendineuses et des ligaments articulaires. On connaît, d'autre part, les bons effets de l'opothérapie thyroïdienne dans les retards de croissance.

Mais c'est surtout aux *glandes surrénales* qu'il convient de faire une place prépondérante dans le mécanisme qui préside à la fixation des sels de chaux. J'ai longuement insisté, il y a un instant, sur les effets expérimentaux et cliniques de l'adrénaline à cet égard, et j'ai montré quel puissant adjuvant elle est pour la cure de recalcification. Les relations qui unissent les troubles de la fonction surrénale et ceux du processus de calcification sont des plus étroites. Que si la fonction surrénale est suractivée, comme il arrive dans les hypertrophies capsulaires avec hyperépinéphrie, l'excès d'adrénaline versée dans la circulation élève la tension artérielle et conduit à l'athérome. Inversement, si la fonction surrénale est en déficit, surviennent les différents signes d'insuffisance surrénale et, du fait de l'abaissement de la production d'adrénaline, une tendance à la décalcification.

Or, les tuberculeux présentent, avec une fréquence extrême, des signes de défaillance de la fonction surrénale. Dans une clinique consacrée à l'insuffisance surrénale chez les tuberculeux (*loc. cit.*), j'ai passé en revue les arguments qui établissent la répercussion de la défaillance surrénale sur l'évolution du processus tuberculeux et insisté, tout particulièrement, sur ceux qui sont tirés des rapports de la grossesse, d'une part avec la tuberculose, et, d'autre part avec l'insuffisance surrénale. Dans la grossesse, les capsules surrénales sont très fréquemment touchées, ainsi qu'il découle des expériences de Guieysse et que tendent à le prouver les bons effets de l'opothérapie surrénale sur les vomissements incoercibles [1]. D'autre part, ainsi que je l'ai rappelé plus haut, la grossesse aggrave la tuberculose par les dépenses calciques considérables qu'elle impose à l'organisme maternel. Ce n'est pas faire une hypothèse gratuite que de rapprocher ces deux constatations et d'établir entre elles et leurs conséquences une filiation étroite ; les lésions surrénales produites par

1. Lire à ce propos l'article que j'ai consacré, avec Lian, au « Rôle de l'insuffisance surrénale dans les vomissements de la grossesse ». *Presse médicale*, 11 décembre 1912.

l'intoxication gravidique altèrent la fonction surrénale ; dès lors, l'adrénaline est en déficit et, la fixation des sels de chaux cessant d'être assurée, la décalcification se produit et la tuberculisation se déclare ou s'accentue.

Sans doute, il ne faut pas exagérer ma pensée et ce serait la mal comprendre que de prétendre que la tuberculose procède de l'insuffisance surrénale : je dis simplement que, parmi les attributs de la fonction surrénale, il en est un qui consiste à favoriser la fixation des sels de chaux et que, par conséquent, lorsque cette fonction surrénale est déficiente, la tuberculose peut être favorisée, si on admet que le terrain tuberculeux ou tuberculisable est un terrain décalcifié.

Ici, d'ailleurs, surgit une des objections principales qui ont été faites à la théorie de Ferrier. Que la décalcification soit une des caractéristiques du terrain tuberculeux, cela ne prouve pas fatalement qu'elle soit la cause de la tuberculisation : elle pourrait en être simplement l'effet. Si l'organisme tuberculeux, disent Sarvonat et Rebattu [1], puise si largement dans ses réserves calciques, c'est peut-être, comme le pense Croftan, parce qu'il existe dans les cultures de bacilles de Koch certaines toxines qui sont neutralisées par adjonction de sels de chaux. Ce serait dans ce but antitoxique que l'organisme mettrait en circulation la chaux des os et serait amené à l'éliminer. — Pour si intéressante que soit cette conception de laboratoire, elle ne me paraît pas susceptible d'anéantir les constatations cliniques qui montrent la fréquence et l'importance de la décalcification dès le début du processus de tuberculisation, et, d'autre part, les

1. Sarvonat et Rebattu. Action de la tuberculose sur la minéralisation du cobaye. *Journal de physiol. et de pathologie générales*, 15 novembre 1910.

bons effets de la cure de recalcification. Au reste, cette fixation des sels de chaux par les toxines du bacille suppose nécessairement que l'organisme dispose de réserves calciques suffisantes : sinon, le rôle antitoxique de défense cesserait de s'exercer ; dès lors, la décalcification conserve son importance dans le processus de tuberculisation. Au surplus, je ne crois pas que la décalcification soit la cause unique et première de la tuberculisation ; je crois qu'elle agit comme cause seconde, occasionnelle, en diminuant les résistances organiques d'un terrain ensemencé antérieurement et tuberculeux à l'état latent, depuis l'enfance peut-être. N'est-ce point ainsi, précisément, qu'il faut expliquer le mécanisme des poussées aiguës survenant, à l'occasion d'une grossesse, chez des tuberculeuses qui paraissaient guéries ? N'est-ce point de la même manière que peuvent être comprises les poussées évolutives éclatant à propos de la croissance, de la déminéralisation diabétique ou syphilitique ?

Mais, ici, nous touchons à la quatrième catégorie des causes de décalcification, qu'il nous reste à passer en revue.

Retenons, des considérations précédentes, que toutes les causes qui diminuent la fixation de la chaux par les tissus sont autant d'indications de la cure de recalcification, qui doit alors être complétée par la médication symptomatique de ces diverses causes, en fait par l'opothérapie hépatique, thymique, thyroïdienne ou surtout surrénalienne.

4° Décalcification par éliminations pathologiques de la chaux. — Toutes les causes qui ont pour effet d'ébranler l'équilibre du *système nerveux* s'accompagnent de *phosphaturie* plus ou moins abondante et, partant, de spoliations calcaires, puisque la phosphaturie s'exprime surtout en calciurie (voir p. 14). La *neurasthénie*, épuisement nerveux qui résulte d'un *surmenage* physique ou psychique, ne va pas sans décalcification, que celle-ci soit cause ou effet. Aussi bien, est-elle justiciable de la cure de recalcification et n'est-il pas surprenant que les résultats de cette cure soient d'autant meilleurs qu'elle est combinée avec l'opothérapie surrénale ; on sait, en effet, combien souvent la neurasthénie est liée à une perturbation *fonctionnelle* du travail normal des glandes surrénales.

Les *maladies de la nutrition*, en raison des spoliations calcaires dont elles s'accompagnent, réclament presque toujours la médication reminéralisatrice. Sans revenir ici sur le *rachitisme* et l'*ostéomalacie*, je me bornerai à signaler le diabète et l'oxalémie. Dans le *diabète*[1] la déminéralisation globale peut être portée à un degré très élevé, et la décalcification y tient toujours une place considérable, relevant aussi bien des troubles profonds de la fonction hépatique que de l'épuisement nerveux. Dans l'*oxalémie*, qu'elle soit d'origine exogène (alimentaire) ou endogène (insuffisance hépatique, fermentations intestinales...), on observe, du fait de la présence de l'acide oxalique dans les humeurs, une neutralisation de cet acide par fixation des sels de chaux ; c'est pourquoi l'oxalurie se traduit principalement par l'élimination d'oxalate de chaux ; or, cette neutralisation de l'acide oxalique par les sels de chaux entraîne la spoliation calcaire de l'organisme, c'est-à-dire la décalcification. Aussi comprend-on pourquoi les diverses manifes-

1. Les faits expérimentaux et cliniques signalés récemment par Lo Monaco, en indiquant l'efficacité du sérum sucré sur l'évolution de la phtisie, tendent à montrer que la glycémie ne doit pas être invoquée dans la pathogénie de la tuberculose des diabétiques, comme on le soutient souvent.

tations cliniques de l'oxalémie (troubles nerveux, troubles gastro-intestinaux, asthénie musculaire, etc...) réclament l'emploi de la médication recalcifiante et sont toujours favorablement influencées par elle.

Dans bon nombre d'*affections du tube digestif*, qui s'accompagnent d'hyperacidité (hyperchlorhydrie, oxalémie, uricémie, fermentations), et qui, si souvent d'ailleurs, s'associent à un état neuropathique particulier, il en est de même. Bien plus, cette décalcification massive entraîne, à son tour, un retentissement profond sur les actes digestifs, en frappant en quelque sorte d'inertie fonctionnelle certaines glandes digestives de première nécessité, et notamment le *pancréas*; il paraît bien établi aujourd'hui, ainsi que l'a constaté Délezenne, que les sels de calcium activent fortement le suc pancréatique. On sait que, dans ces dernières années, on a vanté les bons effets de l'extrait pancréatique dans le traitement de la tuberculose (Loeper et Esmonet). Pour ma part, et en cela je partage l'opinion de Justin Roux, je crois que l'extrait pancréatique est, parmi les ferments digestifs, celui qui joue le rôle le plus important dans la défense de l'organisme vis-à-vis des poisons caséifiants du bacille de Koch ; mais j'estime qu'il ne peut agir efficacement que s'il est soutenu et activé par une recalcification intensive et prolongée. *En associant à la cure de recalcification, d'une part l'adrénaline, et d'autre part la pancréatokinase, j'ai obtenu des résultats que je considère comme extrêmement encourageants.* Cette pratique est la résultante des observations que j'ai faites sous l'impulsion des idées de Justin Roux et qui m'ont donné la conviction qu'à l'origine de la tuberculisation il y avait une défaillance du terrain, étroitement liée à des troubles gastro-intestinaux et à des altérations profondes des ferments digestifs. On voit qu'entre cette défaillance enzymatique, si bien mise en lumière par les travaux de Justin Roux, et la décalcification invoquée par Ferrier il y a des liens fort serrés ; je ne suis pas éloigné de penser que c'est dans leur union qu'il faut chercher les caractéristiques essentielles du terrain prétuberculeux (voir p. 3) et du terrain tuberculisé.

Ce que les *dyspepsies*, les *entérites*, les *altérations des glandes digestives* peuvent faire, certaines médications, instituées pour les combattre, ne font que l'aggraver. Il est évident que l'*abus des ferments lactiques* accentue les spoliations calcaires et doit être proscrit, tout au moins à titre de médication prolongée, chez les décalcifiés en imminence de tuberculisation ; j'ai dit, dans des publications antérieures, les méfaits de cette médication, si utile, au contraire, lorsqu'elle est appliquée aux cas pour lesquels elle a été conçue, c'est-à-dire aux infections intestinales, et non aux crises mucorrhéiques ni aux accidents oxalémiques ou purement névropathiques.

Il est d'autres médicaments qui favorisent la déminéralisation ; tel est, en particulier, le *mercure*. Or, la *syphilis* est elle-même une cause de profonde décalcification. On connaît la fréquence des *fractures spontanées* dans la syphilis et je ne m'attarde pas à rappeler combien cette maladie favorise la tuberculisation, si ce n'est pour indiquer, en passant, que la décalcification qu'elle entraîne n'y est vraisemblablement pas étrangère. Quoi qu'il en soit, on conçoit l'intérêt qu'il y a, ainsi que je l'ai montré dans des travaux antérieurs[1], à soumettre les syphilitiques, surtout en

1. Émile Sergent. *Syphilis et tuberculose* (Masson, éditeur).

cours de traitement hydrargyrique, à une cure de recalcification intermittente.

Chez certains sujets peu calcifiés, les *fractures* ne se consolident qu'avec lenteur. Les chirurgiens devront se souvenir, en pareil cas, et particulièrement lorsqu'ils se trouveront en face de fractures spontanées (ostéoporose), que la médication calcique trouve son indication et peut rendre des services appréciables. Il sera utile, le plus souvent, de donner l'adrénaline, à moins qu'il ne s'agisse d'un sujet âgé, athéromateux ou hypertendu.

Mais c'est surtout dans la tuberculose que la cure de recalcification trouvera son indication.

IV. — RÉSULTATS DE LA CURE DE RECALCIFICATION DANS LA TUBERCULOSE

J'ai rappelé, au début de cette consultation, l'argument que Ferrier a tiré de la fréquence des tubercules crétacés dans les poumons des sujets qui meurent à un âge avancé, sans avoir jamais présenté de signes de phtisie. Il semble bien que la calcification soit un des processus de guérison les moins douteux des lésions tuberculeuses. A cet égard, il me paraît intéressant de rappeler deux observations que j'ai publiées dans mon livre *Syphilis et tuberculose :* deux de mes malades, guéris depuis plusieurs années d'une poussée tuberculeuse, crachèrent à l'occasion d'une grippe, *qui marqua le début d'une rechute*, de véritables pierres du poumon, formées surtout de sels de chaux et au centre desquels je pus trouver quelques bacilles de Koch à peine colorables.

Depuis que l'exploration radioscopique a pris un grand développement, j'ai pu, grâce au nombre considérable de militaires que j'ai eu à examiner, constater que, chez les vieux syphilitiques tuberculeux, les poumons contenaient des nodules noirs toujours assez nombreux. Si bien qu'il m'est arrivé bien souvent, lorsque l'examen radioscopique était fait avant l'examen général, de prévoir la découverte de la syphilis dans le passé du malade, sur cette seule constatation. Je rapproche cette donnée clinique de celle que j'avais signalée antérieurement sur la valeur de la tuberculose fibreuse dans la recherche de la syphilis[1]. Cette double notion est une preuve, qui s'ajoute à tant d'autres, de la tendance à la guérison, par sclérose et calcification, de la tuberculose des syphilitiques.

De telles constatations justifient l'espoir de favoriser la guérison des lésions tuberculeuses en saturant, en quelque sorte, l'organisme de sels de chaux. Chez plusieurs malades que j'ai vus s'améliorer, au point d'atteindre la guérison apparente après avoir présenté des accidents locaux et généraux très intenses, j'ai pu constater, par des examens radioscopiques successifs, la production de nodules noirâtres, de plus en plus denses et opaques, se multipliant progressivement, si bien qu'à la fin les champs pulmonaires en étaient littéralement truffés. Cette constatation est contemporaine de l'éclosion d'un certain nombre de *symptômes qui annoncent la saturation de l'organisme par les sels de chaux*. Il est bon de connaître ces symptômes, car il suffit de suspendre la médication calcique pour les voir disparaître rapidement. Ils sont représentés surtout par un *prurit* intense, bientôt accompagné d'*éruption prurigineuse* et très souvent *ortiée*,

1. Voir la thèse de mon élève Chabbert et mes *Études cliniques sur la tuberculose* (Maloine, éditeur).

et par une *toux coqueluchoïde, sèche, quinteuse*, qui résiste à tout traitement et qu'on peut considérer comme liée à un exanthème trachéo-bronchique contemporain de l'exanthème prurigineux. J'ai observé ces symptômes chez un assez grand nombre de malades et, chaque fois que j'ai pu faire l'examen radioscopique, j'ai constaté la présence des *calcifications nodulaires intra-pulmonaires*.

La difficulté est de réaliser cette saturation. Les théories se présentent en nombre pour le choix des méthodes de recalcification. La méthode de Ferrier me paraît la meilleure — surtout si on lui associe l'adrénaline et même la pancréatokinase.

Je ne saurais refaire, de nouveau, l'exposé détaillé des résultats de ma pratique personnelle ; je renvoie le lecteur à mon mémoire, cité plus haut, de la *Presse médicale* du 19 novembre 1910. Je me bornerai ici à un résumé de ce mémoire, que je compléterai de quelques observations recueillies depuis.

Dans les *tuberculoses ganglionnaires* et *osseuses*, la cure de recalcification donne, dans la majorité des cas, des résultats favorables. Sans doute, elle ne doit pas être considérée comme le moyen unique d'assurer la guérison, mais comme un des éléments les plus importants du traitement. Associée, suivant les cas, à la cure marine, à la médication arsenicale, et combinée avec l'adrénaline, elle place le malade dans les meilleurs conditions. Un homme de haute taille et d'apparence robuste, âgé d'une trentaine d'années, était entré dans mon service pour un mal de Pott dorso-lombaire, dont le début remontait à dix-huit mois ; il fut immobilisé dans un corset plâtré et soumis en même temps à la médication recalcifiante adrénalinée ; comme il avait beaucoup engraissé, on fut obligé, au bout de trois mois, de retirer le corset plâtré ; mon ami Mauclaire, qui l'avait vu au début, jugea inutile l'application d'un nouvel appareil ; or, on sait que, généralement, ce n'est pas trois mois d'immobilisation qui peuvent suffire, mais qu'il faut six mois au moins pour obtenir la consolidation et l'arrêt des lésions osseuses du mal de Pott.

Dans la *péritonite tuberculeuse*, j'ai obtenu des résultats tout à fait remarquables, qui ont été consignés dans la thèse d'un de mes élèves et qui confirment les constatations faites également par Courtellemont et Colin (d'Amiens)[1]. Je citerai, notamment, l'histoire d'une jeune fille de 24 ans qui, atteinte de péritonite tuberculeuse avec légère ascite, petite fièvre vespérale, amaigrissement, et soumise au repos complet avec cure de recalcification adrénalinée, vit, en moins de cinq mois, disparaître tous les accidents ; elle est actuellement, deux ans après le début de sa maladie, dans un état de santé tout à fait florissant.

Dans la *tuberculose rénale*, la recalcification peut trouver son indication, soit que l'intervention chirurgicale soit contre-indiquée, soit que la nécessité d'une cure générale de terrain s'impose comme complément de la néphrectomie ; c'est surtout dans cette seconde condition qu'elle me semble logique ; j'ai observé deux malades chez lesquels elle m'a paru contribuer au rétablissement de la santé à la suite de l'opération. Peut-être Castaigne et Gouraud[2] ont-ils

1. Courtellemont. Traitement de la tuberculose par la recalcification. *Gazette médicale de Picardie*, juin 1907.

Courtellemont et Colin. Traitement de la péritonite tuberculeuse par la recalcification. *La Clinique*, 1er juillet 1910.

2. Castaigne et Gouraud. Traitement de la tuberculose rénale. *Journal médical français*, 15 mai 1911.

raison d'insister sur l'importance qu'il y a à ne pas trop prolonger la cure, par crainte d'amener la production de calculs urinaires.

Dans *la tuberculose intestinale*, je n'ai pas recueilli de résultats bien favorables ; cela n'est point surprenant, cette localisation de la tuberculose étant, en règle générale, l'indice d'une forme sévère ou, tout au moins, d'une terminaison assez prochaine. Je n'envisage point ici la *tuberculose iléo-cæcale*, justiciable des mêmes réflexions que la tuberculose rénale, non plus que les *entérites prétuberculeuses*, dont j'ai parlé précédemment et qui, marquant le prélude de la tuberculisation générale et entretenant le processus de décalcification, sont, au contraire, remarquablement et utilement influencées par la médication recalcifiante.

Dans la *tuberculose pulmonaire*, les résultats sont tels, comme je l'ai dit dans mon mémoire de 1910, qu'ils permettent de considérer la cure de recalcification comme étant, « de tous les traitements de la tuberculose, celui qui réserve le moins de déceptions et le plus de succès ; elle améliore les tuberculeux incurables ; elle favorise la guérison de ceux qui sont encore curables, s'ils peuvent être placés en même temps dans des conditions raisonnables d'hygiène et de repos ».

Par sa nature même, elle trouve ses meilleurs effets dans la prétuberculose et dans la tuberculose initiale. Elle est, à mon sens, un agent préventif de tout premier ordre chez les prédisposés et un moyen curatif merveilleux au début de la maladie. Dans les phases avancées, son action demeure solidaire du plus ou moins de virulence du bacille ; elle ne peut donner qu'une amélioration relative et non une guérison ;

mais, cette amélioration, elle la donne presque toujours.

Combinée avec l'adrénaline, la pancréatokinase et les mesures d'hygiène générale convenables, la cure de recalcification représente l'une des meilleures armes que nous possédons, à l'heure actuelle, contre la tuberculose.

Les statistiques que j'ai apportées il y a dix ans, tant sur mes malades d'hôpital que sur mes malades de la ville, et que confirment les observations que j'ai recueillies depuis, s'accordent à me donner cette conviction. Elles m'ont permis d'établir l'influence de la cure de recalcification sur l'état général, sur les troubles fonctionnels, sur les lésions locales.

a) L'*influence sur l'état général et sur les troubles fonctionnels* peut être considérée comme à peu près constamment favorable. Dès les premiers jours, même s'il s'agit de phtisiques avancés, une accalmie se produit, caractérisée par la diminution de la diarrhée et des sueurs, par une reprise de l'appétit et par une sensation de mieux-être ; lorsque la maladie est déjà très avancée, cette accalmie n'a qu'une durée éphémère ; si le malade n'est pas encore arrivé à la phase de consomption, l'amélioration se maintiendra et s'accentuera progressivement. Ce sera surtout dans les phases initiales qu'on verra très rapidement l'amaigrissement s'arrêter, l'état général se relever, la tendance à la fièvre s'éteindre, en même temps que s'apaiseront la toux, l'essoufflement, et que cesseront les petites hémoptysies qui accompagnent si souvent la tuberculisation débutante.

Or, cette amélioration de l'état général est due, pour la plus grande part, à l'*amélioration des fonctions digestives*. « Rapidement, ai-je dit, les fonctions digestives s'améliorent, l'appétit revient, les forces se relèvent, les sueurs, si elles existaient, disparaissent. Bien que cette méthode ne vise nullement à obtenir l'*engraissement* des tuberculeux, qui n'est bien souvent qu'un masque trompeur, la plupart des malades ne tardent pas à *augmenter de poids* dans des proportions vraiment surprenantes : j'ai noté plusieurs fois une augmentation de 2 à 3 kilos en quinze jours. Cette augmentation de poids trouve, à mon sens, son explication dans le rétablissement des fonctions digestives : antérieurement suralimenté, le malade n'engraissait pas ou même continuait de maigrir, parce qu'il ne pouvait ni digérer, ni assimiler l'excès d'aliments, parfois indigestes, qu'il absorbait ; alimenté normalement, il augmente de poids parce qu'il digère et assimile les mets convenablement appropriés dont il se nourrit. En cela se vérifie une vérité clinique qui devrait être un axiome, à savoir que *la première condition que doit remplir un tuberculeux qui veut guérir est d'avoir un bon estomac.* »

b) L'*influence sur les lésions locales* est beaucoup moins constante.

Lorsque les lésions sont très peu prononcées, il est de règle de voir s'éteindre assez rapidement les signes de congestion paraphymique, en même temps que diminuent, ou même disparaissent, la toux et l'expectoration.

Si les lésions sont déjà ramollies ou ouvertes, elles s'assèchent peu à peu, en même temps que disparaissent les signes de congestion paraphymique ; mais cette amélioration locale ne s'observe jamais qu'à la suite d'une amélioration manifeste de l'état général ; elle fait donc défaut dans les cas trop avancés, pour lesquels la cure de recalcification reste à peu près sans influence. L'amélioration locale, au bout d'un certain temps, cesse de s'accentuer et il semble que les lésions demeurent figées dans une sorte de *statu quo* définitif, compatible avec une survie prolongée (voir p. 27 la saturation calcique et les calcifications nodulaires constatables par l'examen radioscopique).

Le degré des lésions intervient donc pour une part importante dans les résultats qu'on peut attendre de la cure de recalcification. Lorsque les signes se réduisent à ceux de la période germinative, la guérison peut être considérée comme assurée si le malade s'astreint à une obéissance stricte et complète aux indications du régime ; or, à cette période, la cure ne nécessite pas l'interdiction de toute occupation ; si bien que, étant d'autre part peu coûteuse, elle représente l'arme de choix dans le traitement de la tuberculose au début. — Lorsque les lésions sont déjà avancées, l'amélioration et la guérison sont subordonnées à toutes les conditions qui constituent le plus ou moins de gravité de chaque cas particulier (virulence du bacille, déchéance des résistances organiques, conditions sociales).

Les résultats de la cure de recalcification dépendent encore de deux autres conditions : la *forme de la maladie* et le *rigorisme du traitement*.

a) La *forme de la maladie* exerce une influence notable.

Dans la tuberculose chronique commune, les résultats obéissent aux conditions générales que je viens d'énumérer.

Dans les formes aiguës granuliques, ils sont absolument nuls ; ici, en effet, il s'agit d'une toxémie bacillaire massive dans l'évolution de laquelle les défaillances du terrain ne jouent qu'un rôle très secondaire et où la sérothérapie peut, au contraire, trouver son indication.

Il en est de même dans la phtisie galopante, par suite de la prédominance des phénomènes toxiques liés à la virulence particulière du bacille.

Par contre, dans les caséifications limitées, on peut observer des guérisons inattendues : j'ai vu guérir deux jeunes femmes qui avaient présenté un foyer de pneumonie caséeuse rapidement excavé, mais très circonscrit.

Chez les enfants, on peut assister à des guérisons véritablement surprenantes, notamment dans les formes de mésentérite et de péritonite tuberculeuses, de même que dans les localisations médiastinales.

b) Le rigorisme dans le traitement est une condition majeure du succès.

Le traitement doit être suivi dans tous ses articles avec la plus scrupuleuse obéissance et la plus grande persévérance. Accepter l'une des prescriptions et négliger la suivante, c'est aller au-devant d'un échec certain. Aussi bien la méthode ne pourra-t-elle être jugée que par les médecins qui l'appliquent intégralement.

Ainsi que je l'ai fait remarquer, les résultats seront toujours plus satisfaisants dans la clientèle de ville, pour la raison que les conditions d'existence y sont plus favorables, la surveillance plus étroite, et, surtout, le régime alimentaire plus aisément institué et observé.

Dans tous les cas, la cure devra être poursuivie durant de longs mois ; il ne faudra pas se laisser influencer par une amélioration rapidement obtenue, surtout s'il s'agit d'une tuberculose débutante ; ce n'est pas en deux mois qu'on peut espérer avoir transformé définitivement le terrain décalcifié ; pour faire disparaître les prédispositions organiques et les effets de la tuberculisation, pour mettre le sujet à l'abri d'une nouvelle poussée ou d'une rechute, il faut du temps. Il n'y a, d'ailleurs, aucun inconvénient à continuer cette cure pendant de longs mois, en surveillant simplement l'apparition des signes de saturation, décrits plus haut. Ce n'est guère que dans la tuberculose fibreuse, si souvent associée à l'hypertension artérielle, qu'elle pourra exposer aux poussées congestives et aux calcifications vasculaires. Chez de tels sujets, elle n'est d'ailleurs indiquée qu'au cours de poussées évolutives et doit être surveillée de près et prescrite seulement avec réserve et intermittences.

*
* *

Tels sont les indications et les résultats de la cure de recalcification. Chez les décalcifiés, et particulièrement chez les tuberculeux, elle constitue le traitement de fond ; mais elle n'exclut pas les médications associées, qui s'adressent aux autres conditions pathogéniques et aux autres manifestations de la maladie. Si on considère que, dans le processus de tuberculisation, deux conditions combinent parallèlement leur action, la préparation du terrain et l'ensemencement bacillaire, on conçoit aisément qu'à côté des médications qui visent à modifier la réceptivité morbide organique doivent prendre place celles qui tendent à détruire le bacille ou du moins ses effets toxiniques. Mais on sait la faillite de la tuberculinothérapie et la sérothérapie n'a pas, jusqu'ici, donné de résultats convaincants, encore qu'il convienne de fonder un certain espoir sur le sérum de Jousset, qui paraît pouvoir être utilement employé dans certaines formes de tuberculose. Aussi bien, les recherches récentes entreprises, particulièrement par Justin Roux, sur les conditions expérimentales de la protéolyse bacillaire sont-elles peut-être appelées à jouer un rôle des plus importants dans la phtisiothérapie. Quelques résultats qu'il m'a été donné d'obtenir dans cette voie me paraissent tout à fait encourageants.

Evreux, imprimerie Ch. Hérissey. - 1219.

22. **Traitement médico-chirurgical de la tuberculose du rein,** par MM. J. CASTAIGNE, professeur agrégé, et A. LAVENANT, assistant du service des maladies des voies urinaires à l'hôpital Lariboisière.
23. **Thérapeutique de la goutte,** par le Dr RATHERY, professeur agrégé à la Faculté de médecine de Paris, médecin des hôpitaux.
24. **Traitement abortif de l'urétrite blennorragique par les injections,** par le Dr CARLE, ancien chef de clinique dermatologique à l'Université de Lyon.
25. **L'hémophilie et son traitement,** par le Dr Marcel LABBÉ, professeur agrégé à la Faculté de médecine de Paris, médecin de l'hôpital de la Charité.
26. **La névralgie faciale " essentielle " et son traitement par les injections locales neurolytiques,** par le Dr J.-A. SICARD, professeur agrégé à la Faculté de médecine de Paris.
27. **La rétention azotée et le régime hypo-azoté au cours des néphrites,** par le Dr J. CASTAIGNE, professeur agrégé à la Faculté de médecine de Paris, médecin des hôpitaux.
28. **Le cancer du pylore et son traitement médico-chirurgical,** par le Dr René LERICHE, professeur agrégé à la Faculté de médecine de Lyon.
29. **Vaccinothérapie (technique, indications, résultats),** par le Dr A. MAUTÉ, chef de laboratoire à l'hôpital Beaujon.
30. . . . . *Épuisé.*
31. **Traitement moderne des épithéliomes et autres tumeurs malignes de la peau,** par le Dr H. BORDIER, professeur agrégé à la Faculté de médecine de Lyon.
32. **Traitement de l'érysipèle de la face,** par MM. J. CASTAIGNE, professeur agrégé à la Faculté de médecine de Paris, médecin des hôpitaux, et P. FERNET, assistant de dermatologie à l'hôpital Saint-Louis.
33. **Traitement de la paralysie générale,** par le Dr E. GELMA, médecin de l'Asile de Maréville, à Nancy.
34. **Traitement du tétanos,** par le Dr BOSC, ancien interne des hôpitaux de Paris, médecin-adjoint de l'hôpital de Tours.
35. **Diagnostic et traitement de l'adénopathie trachéo-bronchique chez l'enfant,** par le Dr P.-F. ARMAND-DELILLE, ancien chef de clinique infantile à la Faculté de médecine de Paris.
36. . . . . *Épuisé.*
37. . . . . *Épuisé.*
38. **Le traitement des conjonctivites,** par le docteur F. TERRIEN, professeur agrégé à la Faculté de médecine, ophtalmologiste de l'hôpital des Enfants-malades.
39. **Les bains carbo-gazeux dans la pratique journalière (indications, technique, résultats),** par le Dr A. MOUGEOT (Royat-les-Bains), ancien interne des hôpitaux de Paris.
40. **Les hématuries (indications thérapeutiques et médications qui les remplissent),** par le Dr J. VIRES, professeur de thérapeutique à la Faculté de Montpellier.
41. **Traitement du cancer par les sels de quinine,** par le Dr J. CASTAIGNE, professeur agrégé à la Faculté de médecine de Paris, médecin des hôpitaux.
42. **Les abcès de fixation,** par le Dr Jacques CARLES, professeur agrégé à la Faculté de Bordeaux, médecin des hôpitaux.
43. **Le rhumatisme blennorragique,** par le Dr Félix RAMOND, médecin des hôpitaux.

44. **Le sérum du cheval normal (son utilisation en thérapeutique)**, par MM. Ch. Mongour, agrégé, médecin des hôpitaux, et Jean Fouquet, interne des hôpitaux de Bordeaux.
45. . . . . *Épuisé.*
46. **L'hygiène pratique des contagieux**, par le Dr Maurice Perrin, professeur agrégé à la Faculté de médecine de Nancy.
47. **La cure de recalcification (sa technique, ses indications, ses résultats)**, par le Dr Émile Sergent, médecin de l'hôpital de la Charité (2e édition).
48. **Intervention médicale dans les empoisonnements**, par le Dr L. Mayet, docteur ès sciences, ancien interne des hôpitaux.
49. **L'instabilité thyroïdienne infantile**, *étude clinique et thérapeutique*, par le Dr Léopold Lévi, ancien interne lauréat des hôpitaux.
50. **La toux émétisante des tuberculeux**, par le Dr Henri Paillard, ancien interne lauréat des hôpitaux de Paris.
51. **Étude clinique des phlébites utéro-pelviennes au cours de la puerpéralité**, par le Dr Cyrille Jeannin, professeur agrégé à la Faculté de médecine de Paris, accoucheur des hôpitaux.
52. **L'ulcère simple de l'estomac sans complications**, par le professeur agrégé J. Castaigne, médecin des hôpitaux.
53. **Les injections sous-cutanées et les lavements d'oxygène**, par le Dr Félix Ramond, médecin des hôpitaux de Paris.
54. . . . . *Épuisé.*
55. **L'injection intra-trachéale vraie à haute dose et la trachéo-fistulisation**, par le Dr Georges Rosenthal, docteur ès sciences, ancien chef de clinique à la Faculté, lauréat de l'Institut et de l'Académie de médecine.
56. **Le rhumatisme tuberculeux**, par le Dr René Leriche, professeur agrégé à la Faculté de médecine de Lyon.
57. . . . . *Épuisé.*
58. . . . . *Épuisé.*
59. **La pratique de la médication ocytocique**, par le Dr G. Keim, ancien interne des hôpitaux de Paris.
60. **Les néphrites chroniques hématuriques**, par le professeur agrégé J. Castaigne, médecin des hôpitaux.
61. **Sérothérapie des néphrites (indications et utilisation du sérum rénal de chèvre en thérapeutique)**, par MM. le docteur J. Teissier, professeur de clinique et le docteur Lucien Thévenot, professeur agrégé à la Faculté de médecine de Lyon.
62. **La sérothérapie antitétanique**, par le prof. agrégé J. Castaigne, de Paris.
63. **Le traitement de la coqueluche**, par le professeur agrégé Maurice Perrin et le Dr Alfred Hanns, de Nancy.
64. **L'hypertension artérielle au cours des néphrites chroniques urémigènes**, *ses modalités cliniques, son traitement*, par le professeur agrégé J. Castaigne, de Paris.
65. . . . . *Épuisé.*
66. **L'hérédo-syphilis et son traitement**, par le docteur Carle, de Lyon.
67. **Diagnostic et traitement des épanchements pleuraux chez les cardiaques**, par le docteur H. Paillard, de Paris.

ÉVREUX, IMPRIMERIE CH. HÉRISSEY

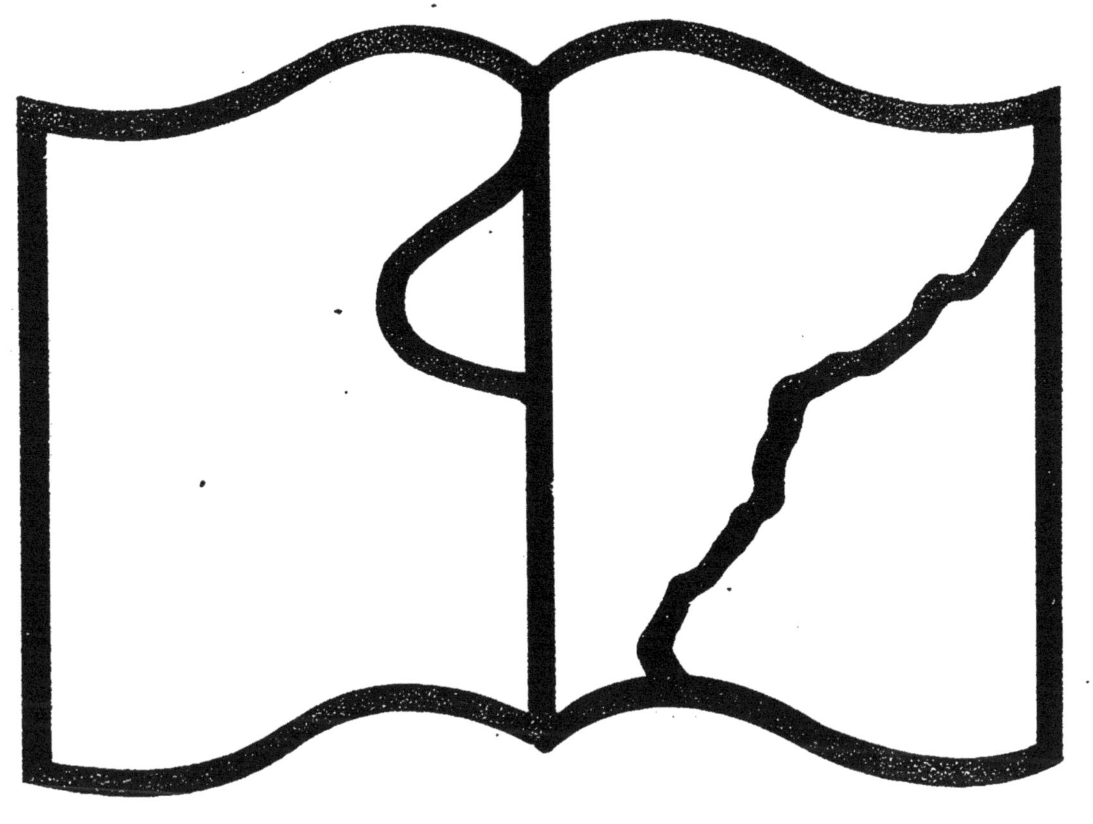

Texte détérioré — reliure défectueuse

NF Z 43-120-11

www.ingramcontent.com/pod-product-compliance
Ingram Content Group UK Ltd.
Pitfield, Milton Keynes, MK11 3LW, UK
UKHW021027200726
13857UKWH00004B/1632